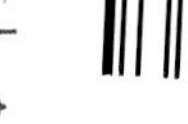

EXAMEN CHIMIQUE ET MÉDICAL DU MONÉSIA,

PAR

BERNARD DEROSNE, PHARMACIEN,
MEMBRE DE LA SOCIÉTÉ DE PHARMACIE, ETC.;

O. HENRY,
CHEF DES TRAVAUX CHIMIQUES ET MEMBRE DE L'ACADÉMIE ROYALE DE MÉDECINE, ETC.;

J.-F. PAYEN,
DOCTEUR EN MÉDECINE, MÉDECIN DU BUREAU DE BIENFAISANCE DU 4e ARRONDISSEMENT, CHIRURGIEN HONORAIRE DE LA SOCIÉTÉ PHILANTHROPIQUE, ETC.

Experimentum periculosum...
judicium difficile.

Paris,
LIBRAIRIE DES SCIENCES MÉDICALES
DE JUST ROUVIER,
Rue de l'École-de-Médecine, n. 8.

1841

DU MONÉSIA.

Paris.— Imprimerie de Paul Dupont et compagnie,
rue Grenelle-St-Honoré, 55.

EXAMEN CHIMIQUE ET MÉDICAL

DU MONÉSIA,

PAR

BERNARD DEROSNE, PHARMACIEN,

MEMBRE DE LA SOCIÉTÉ DE PHARMACIE, ETC.;

O. HENRY,

CHEF DES TRAVAUX CHIMIQUES ET MEMBRE DE L'ACADÉMIE ROYALE DE MÉDECINE, ETC.;

J.-F. PAYEN,

DOCTEUR EN MÉDECINE, MÉDECIN DU BUREAU DE BIENFAISANCE DU 4e ARRONDISSEMENT, CHIRURGIEN HONORAIRE DE LA SOCIÉTÉ PHILANTHROPIQUE, ETC.

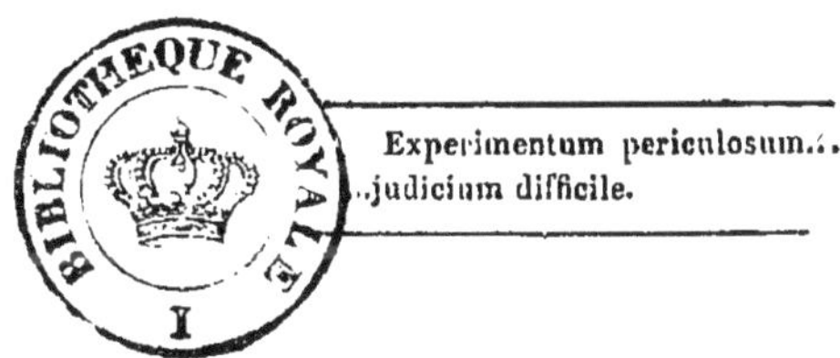

Experimentum periculosum...
...judicium difficile.

Paris,

LIBRAIRIE DES SCIENCES MÉDICALES

DE JUST ROUVIER,

Rue de l'École-de-Médecine, n. 8.

1841

EXAMEN CHIMIQUE ET MÉDICAL

DU MONÉSIA.

Quiconque veut introduire dans la matière médicale un nouvel agent thérapeutique doit s'attendre à rencontrer de sérieuses difficultés. L'indifférence des uns, l'opposition systématique des autres, la défiance de tous, accueillent inévitablement l'annonce d'un nouveau médicament. Lorsqu'il y a un an l'un de nous publia une notice sur le monésia, il a dû trouver les esprits dans les dispositions que nous venons d'indiquer, et il n'a fallu rien moins que la certitude que nous avions acquise de l'efficacité de cette substance, il n'a fallu rien moins que le sentiment intime de la bonne foi que nous avions mise dans nos recherches, pour nous encourager à les continuer. Cependant si, en pareil cas, il est des médecins qui, redoutant les piéges du charlatanisme, se méfiant des artifices de l'industrie, se placent tout d'abord dans une position d'incrédulité, souvent trop légitime, il en est d'autres, et ce ne sont pas les moins praticiens, qui reconnaissant la diversité, on peut dire la *spécificité* d'action de chaque médicament, se rappelant les mécomptes que la pratique offre tous les jours dans leur administration, l'opiniâtreté d'un grand nombre de maladies, la persévérance de certains symptômes, accueillent sans défaveur une substance médicamenteuse nouvelle, qui peut leur fournir de nouvelles ressources.

C'est sur ces médecins que nous avions compté pour vérifier nos expériences, et le concours bienveillant qu'ils nous ont accordé prouve qu'ils ont eu bonne opinion de nos premiers essais, et qu'ils n'ont pas confondu la substance digne d'examen que nous leur soumettions, en suivant une ligne toute *scientifique*, avec les panacées qu'on présente tous les jours à la crédulité du public, escortées de toutes les séductions du charlatanisme.

Aujourd'hui que des observations nouvelles sont venues grossir le nombre des observations antérieures ; que le monésia a été employé dans un très-grand nombre de cas contre des maladies fort diverses et dans des localités bien différentes, nous pensons que le moment est venu de résumer ces observations et de faire connaître les plus importantes, afin d'apprécier définitivement la valeur de ce nouvel agent thérapeutique.

Nous examinerons donc successivement le monésia sous le rapport de l'histoire naturelle, de l'analyse chimique, des préparations pharmaceutiques, de l'histoire médicale, du mode d'action et enfin du mode d'administration.

§ Ier.

Histoire naturelle.

Nous ignorons encore aujourd'hui le nom véritable du végétal qui produit l'écorce de monésia. La personne qui nous l'a fait connaître, et qui a long-temps habité l'Amérique du sud, ayant eu fréquemment l'occasion de voir l'extrait de cette écorce employé empiriquement réussir dans des maladies graves du tube intestinal, la dysenterie surtout, résolut d'en apporter en Europe pour faire étudier et constater ses propriétés. C'est donc par les échantillons qu'il nous a remis que nous avons connu cette écorce, mais il n'a pu nous donner aucun renseignement sur la famille et le genre de l'arbre qui la fournissait. Nous avons fait alors des recherches dans toutes les pharmacopées, dans les principaux ouvrages de botanique; nous avons parcouru les collections du Jardin des Plantes, nous avons visité les serres de ce grand établissement, enfin nous avons cherché des renseignements auprès des personnes qui s'occupent spécialement d'histoire naturelle et plus particulièrement des bois et des écorces. En exposant les résultats de nos investigations, l'on pourra juger s'il y a de notre faute de n'avoir pu éclaircir encore les ténèbres qui, jusqu'à présent, enveloppent l'origine du monésia.

L'écorce du monésia doit provenir d'un arbre volumineux; car elle est en morceaux, dont quelques-uns offrent une épaisseur de six à huit millimètres; elle est très-compacte, pesante, dure, gorgée d'extrait; sa couleur est d'un brun foncé; lorsqu'elle est dans toute son épaisseur, une de ses faces présente une sorte d'épiderme grisâtre qui contraste avec la couleur chocolat de la tranche; sa cassure est presque unie et non pas filamenteuse comme celle de l'écorce du chêne, du quinquina, etc. Sa saveur est douce d'abord et sucrée, mais bientôt après elle devient âcre et prend fortement à la gorge.

Le nom sous lequel cette écorce nous a été présentée est *monésia;* et, tout d'abord, nous devons prévenir qu'elle n'a aucun rapport avec les végétaux des genres monétia et manettia de la famille des rubiacées. Les renseignements bien incomplets qui nous furent transmis nous firent penser que l'arbre qui la fournissait pouvait être un chrysophillum, famille des sapotées. Cependant cette opinion a rencontré quelques contradicteurs, au nombre desquels nous croyons pouvoir compter MM. Lemaire-Lizancourt et Guillemin.

M. Guibourt a cru reconnaître dans le monésia une substance qui porte au Brésil le nom de *buranhem*, et dont plusieurs personnes lui remirent il y a une dizaine d'années des échantillons. M. Guibourt pense aussi que le mohica de M. Martins n'est autre chose que le buranhem auquel M. Isidore Bourdon a consacré un article dans la *Gazette de santé* du 6 septembre 1835.

Quelques voyageurs avaient supposé que le monésia pouvait être l'écorce du palétuvier (rhizophora gymnorrhiza, L. : rugiera gymnorrhiza, Lam.), mais d'autres renseignements nous portent à croire que cette opinion n'est pas fondée.

On nous avait encore indiqué le *cortex brasiliensis* de la pharmacopée de Hambourg (acacia cochléocarpa, *Mar-*

tins). Toutefois la description de cette écorce n'offre pas d'analogie avec celle du monésia.

Il en est de même de l'écorce de l'acacia virginalis (cortex barbatimas, cortex brasiliensis de la pharmacopée de Lisbonne) avec laquelle notre écorce offre encore quelque ressemblance, quoiqu'elle soit différente au fond.

Nous pensons donc qu'il serait prématuré d'attribuer le monésia à tel ou tel végétal. Aussi nous croyons que de nouveaux renseignements sont nécessaires, et nous ne négligerons rien pour les obtenir; mais le doute dans lequel nous sommes encore nous impose l'obligation de maintenir le nom sous lequel cette substance nous a été remise, et nous ne partageons pas les craintes de M. Guibourt sur les inconvénients que pourrait avoir la nécessité d'une synonymie lorsqu'on sera fixé sur le nom réel du végétal qui fournit l'écorce en question.

§ II.

Examen chimique.

L'extrait de monésia, tel qu'il nous a été envoyé, est en plaques d'environ cinq cents grammes, ayant une épaisseur de 20 à 25 millimètres; sa couleur est d'un brun foncé, presque noir; il est très-cassant, et la surface du fragment n'offre ni l'aspect terne du cachou ni le brillant du kino; il est entièrement soluble dans l'eau; sa saveur, d'abord sucrée, devient bientôt astringente et laisse après elle à la gorge une âcreté très-prononcée et très-persistante.

L'examen chimique de l'écorce fait antérieurement nous avait fait reconnaître en principes solubles : 1° de la chlorophylle; 2° de la cire végétale; 3° une matière grasse et cristallisable; 4° de la glycyrrhizine; 5° une matière âcre un peu amère; 6° un peu de tannin; 7° un acide organique non étudié; 8° une matière colorante rouge assez analogue à celle du quinquina; 9° des phosphates de chaux et de magnésie; 10° un sel de chaux à acide organique. La comparaison de l'extrait importé et de celui préparé pour cette analyse, nous a démontré leur complète identité, sauf quelques différences qui tiennent au plus ou moins de soins apportés dans leur préparation. Peu de temps après la lecture de cette analyse à la société de pharmacie, M. Heydenreich, pharmacien de Strasbourg, a examiné, sur la demande du professeur Forget, une petite quantité d'écorce de monésia qu'il tenait de l'un de nous; les résultats que notre confrère a obtenus sont les suivants :

« Le résidu ligneux qui composait les cinq huitièmes de » l'écorce, traitée successivement par l'eau froide, l'eau » bouillante et l'éther, étant réduit en cendres, a indiqué » la présence des acides carbonique, sulfurique et chlorhydrique, de beaucoup de chaux, de la potasse, d'un » peu de fer et de silice. »

L'extrait était composé de

Tannin bleuissant le fer,	52.
Gomme ou mucilage,	10.
Matière douce,	36.
Perte, -	2.

Nous avons repris notre première analyse pour la compléter, et voici quel a été le résultat de notre second travail.

Analyse chimique.

L'écorce de monésia réduite en poudre, épuisée par l'eau dans un appareil de déplacement, donne une liqueur d'un brun rougeâtre, acidule au papier de tournesol, d'une saveur d'abord sucrée douceâtre, puis styptique, amère et très-âcre. Cette liqueur précipite en jaune sale par l'émétique, en gris brun par l'acétate de plomb; la gélatine y forme d'abondants flocons jaunâtres, et le sulfate de fer un dépôt bleu noirâtre comme avec les composés qui renferment du tannin. La liqueur évaporée à une douce chaleur à siccité, laisse de 24 à 25 pour °/o d'extrait brun rouge, dont l'aspect est très-analogue à celui du cachou ou du kino. Cet extrait est soluble dans l'alcool et dans l'eau, à l'exception d'une petite quantité d'*apothême* de tannin formé pendant la concentration.

Pour isoler de l'écorce de monésia les différents principes qu'elle renferme, nous avons suivi la méthode ordinaire, qui consiste à faire succéder l'action de divers véhicules, tels que l'éther sulfurique, l'alcool, l'eau tiède ou froide, les acides, etc., etc., et pour ces opérations nous avons employé l'appareil de déplacement.

Traitement par l'éther.

L'éther sulfurique mis en contact pendant plusieurs jours avec la poudre du monésia, et après épuisement, prend une teinte d'un jaune verdâtre; distillé aux 19/20e, il laisse un résidu vert foncé qui se sépare d'une partie liquide, jaunâtre et sucrée. Si l'on traite ce résidu par l'eau froide, on isole la *substance verdâtre*, qui paraît formée de cire et de chlorophylle, puis d'une matière grasse cristallisable.

Chlorophylle et cire.

Cette chlorophylle a été isolée à l'aide de l'alcool froid ou d'une eau alcaline légère ; elle était soluble dans l'éther et l'alcool bouillant avec lesquels elle formait des liquides d'un vert intense. Après évaporation il restait une substance verte très-fusible, un peu solide.

Matière grasse cristallisable.

Cette substance, dissoute dans l'alcool, cristallise, par l'évaporation spontanée, en lames nacrées; elle est fusible à 32 D. ou 34 D. centigr., forme une tache assez fixe sur le papier; la potasse la saponifie aisément; elle nous paraît présenter les caractères de la *stéarine.* La proportion en était d'ailleurs peu considérable.

Matière sucrée (glycyrrhizine).

La portion enlevée par l'éther et séparée du résidu au moyen de l'eau, fut filtrée avec soin, puis évaporée doucement; elle a donné un produit un peu rougeâtre, pulvérulent, incristallisable, ayant la saveur sucrée de la réglisse d'une manière très-prononcée. Cette matière nous a présenté tous les caractères que l'on assigne à la *glycyrrhizine.*

Dissoute dans l'eau et privée d'abord de traces de tannin à l'aide de petites lanières de parchemin ramolli plongées dans la solution, elle fournit un liquide non fermentescible d'une saveur très-sucrée comme celle de la réglisse et dans lequel la potasse, l'acétate de plomb, et surtout les acides chlorhydrique, sulfurique, etc., forment d'abondants précipités gélatiniformes.

Le précipité produit par l'acide sulfurique, ajouté en notable proportion, fut recueilli sur une toile fine et égoutté avec soin; il était pulpeux, brunâtre; nous l'avons laissé en contact quelques jours avec l'éther sulfurique, afin d'isoler le plus possible l'acide sulfurique excédant. Au bout de ce temps, l'éther avait laissé séparer des cristaux nacrés, et le précipité lui-même présentait à la surface une cristallisation semblable. Ce précipité, séparé de tout l'éther et séché à l'air libre chaud, fut traité avec soin par le carbonate de baryte ; nous fîmes dessécher doucement ce mélange, puis on le fit chauffer dans l'alcool; ce menstrue enleva la matière sucrée que nous regardons comme de la glycyrrhizine et qui resta après la filtration et l'évaporation sous la forme d'une matière sèche, réductible en une poudre légèrement rosée.

Traitement alcoolique.

A l'action de l'éther sulfurique nous avons fait succéder celle de l'alcool à 30 D. et chaud; le liquide clair obtenu, abandonné pendant quelques jours au repos dans un vase fermé, laissa précipiter une poudre d'un blanc rosé, qui fut recueillie et qui sera examinée tout à l'heure.

La teinture alcoolique était sensiblement acide au papier bleu; d'une couleur rouge brune comme les solutions de cachou et de kino, elle avait une saveur d'abord styptique, puis amère et très-âcre à la gorge.

Après la distillation poussée jusqu'à siccité nous avons

eu pour résidu un extrait brun foncé, très-sec et facilement friable, donnant alors une poudre d'un rouge terne briqueté. Cet extrait, traité par l'eau froide, s'y dissolvait en totalité, à l'exception de quelques flocons d'apothème brun. La liqueur filtrée, essayée par les réactifs, donnait les réactions suivantes :

1° Avec la gélatine, précipité abondant, sans décoloration complète ;

2° Avec l'émétique, précipité floconneux, sans décoloration complète;

3° Avec le sulfate de fer, précipité d'un bleu noirâtre;

4° Avec la potasse, l'ammoniaque, précipité rouge brun gélatineux;

5° Avec les acides, la liqueur prend une couleur un peu rosée;

6° Avec la chaux, la baryte, l'acétate de plomb il y a formation de précipités d'un aspect gélatineux et rougeâtre.

Une portion A de l'extrait fut pesée avec soin à l'état sec, puis dissoute dans l'eau distillée et filtrée; il resta sur le filtre une petite quantité de poudre brune formée encore d'apothème de tannin; dans le liquide clair acidule de couleur brun rouge de saveur d'abord styptique, puis très âcre, nous avons mis des lanières de parchemin bien lavé préalablement et ramolli.

Tannin ou acide tannique.

Après quarante-huit heures la membrane organisée était gonflée et racornie sur elle-même par la combinaison de la matière animale avec le tannin. Ce contact achevé, la liqueur n'indiquait plus par le sulfate de fer la présence de l'acide tannique. On filtra avec soin de nouveau en lavant le parchemin et l'on fit évaporer à siccité sans perte. La différence du poids de l'extrait sec obtenu avec le poids primitif indiqua à très-peu près la proportion du *tannin*. L'extrait conservait encore une couleur brune, il était acidulé par de l'acide malique et sa saveur âcre était très-prononcée.

Ce résidu, traité par l'alcool à 25 D., s'est dissous entièrement dans ce menstrue; on y ajouta un excès de chaux éteinte en poudre fine ou d'acétate de plomb, et de suite il se fit un précipité gris rosé ou lie de vin produit par la combinaison d'une matière colorante avec l'oxyde calcique ou avec celui de plomb.

Cette matière, qui se rapproche beaucoup de celle que l'on trouve dans le cachou, dans la gomme kino et surtout dans l'écorce de quinquina (rouge cinchonique), fut dégagée de sa combinaison avec l'oxyde de plomb à l'aide de l'hydrogène sulfuré et de traitements convenables. Elle était d'un brun rouge, peu soluble dans l'alcool fort, plus dans l'eau ou dans l'alcool à 25 D. Sa saveur était légèrement âpre, et sous l'influence de la potasse elle paraissait susceptible de se rapprocher du tannin en précipitant alors la gélatine et virant au bleu noirâtre par le sulfate de fer ; propriétés reconnues par MM. Pelletier et Caventou à la matière rouge insoluble du quinquina.

L'alcool à peine coloré retenait une substance âcre que nous allons examiner, et qui resta après l'évaporation ménagée de ce menstrue (1).

---

(1) Quand on emploie l'extrait hydro-alcoolique de monésia fait

Matière âcre (monésine).

Le produit qui va nous occuper est sans contredit l'un des plus importants que renferme l'écorce de *monésia.* Ayant reconnu dans la partie A la présence de principes autres que celui dont nous allons traiter, et les ayant examinés à part, nous n'avons dans la partie B de l'extrait cherché à isoler que la substance âcre.

A cet effet l'extrait dissous dans l'alcool à 25 D. chaud et filtré fut traité par un excès de chaux réduite en poudre fine. La décoloration fut complète, et le liquide alcoolique filtré fut soumis à une évaporation lente et ménagée jusqu'à siccité. On reprit par l'eau pure le résidu, on filtra pour évaporer de nouveau avec les mêmes précautions.

Le produit obtenu constitue la matière âcre du monésia auquel nous conserverons quant à présent le nom de *monésine* que nous lui avions donné d'abord, bien qu'elle ait beaucoup d'analogie avec la saponine, et aussi avec l'acide polygalique, etc., comme nous allons le démontrer.

Cette matière âcre du monésia séchée à 120 D. se présente sous l'aspect de plaques transparentes à peine jau-

---

directement avec la poudre non traitée à l'avance par l'éther sulfurique, et lorsqu'on a séparé le tannin à l'aide du parchemin ainsi qu'il est dit ci-dessus, on peut aisément en obtenir la *glycyrrhizine* avec les caractères que nous avons décrits. Pour cela il faut faire agir à chaud l'éther sulfurique alcoolisé sur le produit débarrassé du tannin et rapproché en consistance sèche. Ce véhicule laisse le principe sucré par son évaporation et les matières âcre et colorante sont obtenues ensuite.

nâtres, très-friables comme une sorte de gomme desséchée. Elle se réduit aisément en une poudre blanche; elle se dissout très-bien dans l'alcool et dans l'eau, mais à peine dans l'éther sulfurique; elle communique à l'eau la propriété de mousser assez fortement. Par aucun moyen d'évaporation soit à l'air, soit dans le vide, nous ne sommes parvenus à la faire cristalliser, car les solutions, séchées spontanément sur des plaques de verre, n'ont laissé apercevoir au microscope aucun indice de cristallisation.

La solution de la matière âcre du monésia ne sature en rien les acides ; l'odeur en est nulle, mais sa saveur, d'abord un peu amère, fait bientôt éprouver dans l'arrière-bouche un sentiment d'*âcreté* des plus prononcés et très-persistant. Elle ne tarde pas à se changer, à l'aide de l'acide nitrique, en un produit jaune friable presque insoluble dans l'eau froide et qui est très-soluble dans l'alcool, présentant beaucoup d'amertume et laissant, après l'évaporation spontanée, un résidu jaune en feuillets nacrés dont l'aspect a quelque chose de cristallisé. Ce produit paraît être analogue à la résine que M. Frémy annonce avoir obtenue dans la réaction de l'acide nitrique sur l'acide esculique; peut-être se rapproche-t-il de l'acide nitro-picrique ou carbo-azotique.

Si l'on vient à comparer les divers caractères physiques et chimiques que présente la matière âcre du monésia, on leur trouve une assez grande analogie avec ceux étudiés avant nous sur la *saponine*, l'acide *polygalique* et même, quoique d'une manière plus éloignée, sur la *salseparine.*

Nous avons examiné de nouveau ces caractères sur des échantillons de *saponine,* d'acide polygalique et de salseparine que nous avions préparés nous-mêmes ou que nous devions à l'obligeance de MM. Bussy, Quevenne et Thubeuf, et les résultats obtenus avec l'acide hydro-chlorique, la potasse, l'acide nitrique, se sont rapprochés beaucoup. Il est très-probable que si l'on parvient à obtenir par la suite ces diverses substances bien cristallisées ou complètement exemptes de quelques matières étrangères qui les accompagnent, elles présenteront une complète analogie (1). La saponine deviendrait sans doute aussi un principe immédiat appartenant à différents végétaux et nullement restreint aux saponariées, comme cela a lieu pour d'autres, l'asparagine, la caféine, la pipérine, etc., trouvés dans des végétaux de familles très-éloignées.

Il y a quelques années, l'un de nous a isolé avec M. Boutron Charlard de l'écorce du *quillaya saponaria* une matière âcre qui présente encore une certaine analogie avec la *saponine* et la *monésine* (2).

Malate de chaux.

Nous avons dit précédemment que la teinture hydro-alcoolique de monésia laissait déposer au bout de quelque temps un précipité rosé ou blanchâtre assez abondant.

---

(1) La crainte de ne pas obtenir la matière âcre de monésia assez pure pour la soumettre à l'analyse élémentaire nous a jusqu'ici empêché de faire cette épreuve, qui n'aurait pu démontrer alors son rapprochement avec la *saponine*.

(2) Voici en quelques mots les caractères de cette écorce et sa composition chimique.

Elle est en morceaux rugueux, crevassés, fibreux, d'une couleur gris-cendré extérieurement, blanchâtre intérieurement ; elle laisse apercevoir à l'œil nu une foule de points brillants quand on les brise. La poudre fournie par cette écorce est grise, excite vivement

Voulant connaître la nature de ce dépôt, nous l'avons d'abord fait bouillir avec de l'alcool à 35 D. dans le but de le priver de toute la matière colorante; il fut alors égoutté et séché, puis traité à chaud par de l'eau aiguisée d'acide sulfurique. Après une ébullition convenable on ajouta un peu de noir animal, on filtra bouillant, et la moitié du liquide évaporé laissa avec le sulfate de chaux un sel blanc qui se détruisit par la calcination à l'air en laissant un peu de charbon et de carbonate de chaux. L'autre moitié, additionnée d'acétate de plomb en quantité suffisante, fournit à froid un précipité blanc. Ce précipité lavé et égoutté, mis en ébullition dans l'eau et filtré bouillant, nous en obtînmes, par l'évaporation du liquide, de petits cristaux aiguillés reconnus pour du *malate de plomb.*

Ce sel mis en contact avec du sulfure de barium dissous dans l'eau a donné lieu à un sulfure de plomb et à un liquide d'où on isola, à l'aide d'une addition ménagée d'acide sulfurique, l'acide malique avec les principaux caractères qui distinguent ce produit.

---

la toux et l'éternuement, et développe une saveur âcre sur la langue.

Cette écorce donne à l'analyse quelques principes peu importants, mais on y remarque une substance qui se rapporte à la *saponine* ou à la *monésine* pour la plupart de ses caractères. Cette substance, dissoute dans l'alcool rectifié bouillant, est soluble dans l'eau, s'hydrate et peut fournir une poudre blanche très-âcre; séchée à une douce chaleur, elle se dessèche en plaques ayant l'aspect d'une gomme, mais sans apparence de cristallisation; humectée d'eau, cette matière ainsi desséchée se gonfle et devient blanchâtre en paraissant s'hydrater. Traitée par l'acide nitrique à chaud cette substance s'est dissoute et a laissé précipiter une poudre jaune très-amère, soluble dans l'alcool soit à chaud soit à froid.

Traitement par l'eau.

A la suite de l'éther et de l'alcool, nous avons fait agir l'eau distillée bouillante sur l'écorce épuisée en grande partie de ses principes ; le liquide enleva cependant encore de la matière colorante rouge, des traces de tannin, de matière âcre, de glycyrrhizine, etc., mais aucune de fécule amylacée.

La liqueur contenait de la *gomme* ou un principe de ce genre et quelques sels de potasse, sulfate, chlorure, malate sans doute, peu importants d'ailleurs.

Résidu insoluble provenant des précédents traitements.

La partie ligneuse résultant de ces divers traitements était encore légèrement rosée ; elle fut soumise :

1° A l'action de l'acide hydro-chlorique étendu ;
2° De la potasse ;
Et 3° à la calcination.

Phosphate terreux et malate de chaux.

Au moyen de l'eau acidulée nous avons isolé une certaine quantité de sels calcaires, qui ont été précipités en saturant l'acide par l'ammoniaque en excès ; le dépôt contenait du *malate de chaux* qu'il nous a été facile de reconnaître, et après sa calcination nous avons trouvé du *phosphate de chaux* mêlé de traces de *phosphate de magnésie.*

Pectine ou acide pectique.

En traitant le résidu par l'eau alcalisée au moyen de la potasse pure, nous avons isolé, entre autres substances distinctes, de la *pectine* ou *acide pectique.*

Oxydes de fer et de manganèse.

Enfin le résidu soumis à ces deux traitements et bien lavé fut calciné fortement pour détruire toute la fibre ligneuse qui en formait la majeure partie. Il nous est resté quelques traces de phosphate et de carbonate calcaire (provenant du malate) échappés à l'acide, puis de l'oxyde de fer avec des indices de manganèse et de silice.

Principe aromatique.

Une certaine quantité de monésia fut distillée avec l'eau et le produit cohobé plusieurs fois; la liqueur recueillie n'avait qu'une odeur à peine sensible. Agitée avec l'éther sulfurique pur et ce véhicule séparé par décantation, nous avons eu après l'évaporation complète un résidu légèrement gras au toucher, presque impondérable et d'une odeur particulière aromatique. La très-minime proportion de ce produit, d'ailleurs sans importance réelle, nous empêche de nous prononcer sur ce point.

Il résulte des essais que nous venons de présenter que l'écorce de monésia contient, sur cent parties sèches, savoir :

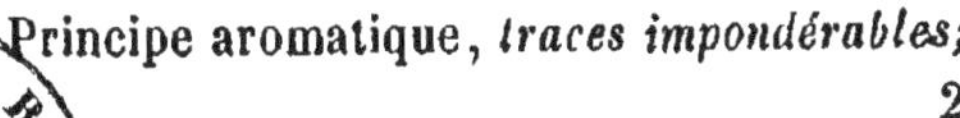

1° Principe aromatique, *traces impondérables;*

2° Matière grasse cristallisable (*stéarine*), chlorophylle et cire,	1,2
3° Glycyrrhizine,	1,4
4° *Monésine* (matière âcre analogue à la *saponine*).	4,7
5° Tannin ou acide tannique,	7,5
6° Matière colorante rouge assez semblable à celle du quinquina ou du cachou,	9,2
7° Gomme, petite quantité,	inappréciée.
8° Acide malique, Malate de chaux.	1,3
9° Phosphate de chaux, — de magnésie, Sulfate de potasse, Chlorure de potassium, Malate de potasse, 10° Oxydes de fer, de maganèse, silice.	3,0
11° Acide pectique ou pectine, 12° Ligneux ou fibre ligneuse, Et perte,	71,7
	100,0

§ III.

Préparations pharmaceutiques.

Les formes pharmaceutiques sous lesquelles le monésia a été employé jusqu'à présent sont les suivantes :

1° Un extrait obtenu par l'eau;
2° Un sirop;
3° Une teinture hydro-alcoolique;

4° Une pommade ;
5° La matière âcre ou *monésine*.

Extrait de monésia.

Nous avons préparé cet extrait en épuisant avec l'eau froide et par la méthode de déplacement l'écorce de monésia réduite en poudre grossière et évaporant en consistance d'extrait sec à l'aide de la vapeur libre ou du bain-marie.

Sirop de monésia simple.

Prenez :

Sirop de sucre blanc,	9 kil. 800 gr.
Extrait sec de monésia,	100 gr.
Eau pure,	100 gr.

Ce sirop contient 1 pour 100 de son poids d'extrait de monésia (six grains par once).

Sirop de monésia composé.

Sirop de monésia simple,	1 kilog.
Extrait de pavots blancs,	16 décig.
Eau de fleur d'oranger,	30 gram.

Teinture hydro-alcoolique de monésia.

Extrait de monésia,	0 kil.	500 gr.
Eau pure,	7	500
Alcool à 34	2	

Cette teinture contient 5 pour 100 de son poids d'extrait (30 grains par once).

Pommade au monésia.

Huile d'amandes douces,	4 kilog.
Cire blanche,	2
Extrait de monésia,	1
Eau,	1

Monésine ou matière âcre.

La monésine s'obtient en épuisant l'écorce par l'alcool à 25 D. chaud ; on ajoute à cette teinture un excès de chaux éteinte en poudre fine; par l'agitation le liquide se décolore ; il se fait un magma rouge brun, retenant la matière colorante et le tannin. La glycyrrhizine, l'acide malique, etc., combinés avec la chaux, l'alcool retient en solution la monésine. Il faut distiller cette liqueur claire, évaporer à siccité, et reprendre le résidu par l'eau froide, additionnée d'un peu de charbon animal ; en filtrant et rapprochant de nouveau à sec à la chaleur du bain-marie, on obtient un produit jaune friable qui, réduit en poudre, constitue la *monésine ;* avec cette poudre on peut préparer toutes les formules médicales telles que pilules, sirop, pommade, etc.

Telles sont les recherches chimiques dont jusqu'à ce jour le monésia a été l'objet ; elles indiquent une substance pourvue de propriétés astringentes; elles nous font reconnaître qu'il ne contient aucun principe dangereux, mais cela ne suffit pas : puisqu'il s'agit d'un médicament, c'est à l'expérimentation clinique de donner la mesure de son importance, d'indiquer les cas dans lesquels il est utile, ceux dans lesquels il serait inutile ou nuisible. La chimie donne des indications générales sur les propriétés probables des substances pharmaceutiques, mais elle ne dit pas le dernier mot sur les propriétés réelles; le quinquina guérissait les fièvres intermittentes long-temps avant la découverte de la quinine; il en était de même de l'éponge calcinée pour le goître avant la découverte de l'iode; la chimie ne nous apprend point encore pourquoi l'écorce de racine de grenadier tue le tœnia et le mercure guérit la vérole; sans s'arrêter au *divinum quid* pour expliquer l'action des médicaments, il faut convenir qu'il y a pour beaucoup d'entre eux un *ignotum quid* que la chimie ne fait pas toujours connaître, ou qu'elle ne découvre que long-temps après que ses propriétés ont été constatées et utilisées; nous devions donc surtout étudier l'action du monésia sur l'homme, soit à l'état sain, soit à l'état de maladie; c'est ce qui a été fait depuis environ trois ans, et nous allons faire connaître les résultats des observations de MM. les docteurs *Alquié*, médecin en chef de l'hôpital militaire du Gros-Caillou; *Baron*, médecin de l'hôpital des Enfants; *A. Bérard*, chirurgien de l'hôpital Necker; *Buchey*, *Daynac*, *Fisher*, *Henri de Saint-Arnould*, *Hervez de Chégoin*, médecin de la maison royale de santé; *Kôreff*, *Laurand*, *Lisfranc*, chirurgien en chef de la Pitié; *Mancel*, *Martin Saint-Ange*, *Manec*, chirurgien en chef de la Salpêtrière; *Marx*, chirurgien de la Force; *Monod*, chirurgien de la Maison royale de santé; *Payen*; *Trousseau*, professeur à la Faculté de médecine (à Paris); *Adrien* (à Crécy); *Barnetche*, professeur (à Bordeaux); *Guilbert* (à St.-Dizier); *Forget*, professeur (à Strasbourg); *Mesnard*, médecin, et *Maher*, chirurgien de l'hôpital de la Marine (à Rochefort); *G. Noverret* (à la Martinique); *Billing*, *Holmes*, *T. W. Jones*, *Ruppel*, *Sigmond* (à Londres); *Beatties*, *Graves* (à Dublin); *Nancrède* (à Philadelphie); *l'Herminier* (à la Guadeloupe), etc., etc.

§ IV.

Histoire médicale.

D'après les renseignements fournis par l'analyse chimique, d'après les observations faites sur les sujets sains, et dont nous rendrons compte plus tard, et surtout d'après la connaissance des maladies dans lesquelles les indigènes du pays emploient le monésia, les essais ont dû d'abord être dirigés vers les affections caractérisées par l'atonie générale ou locale, les flux sanguins ou séreux, et ce n'est que plus tard et par extension que cet extrait a été tenté contre d'autres maladies.

Nous allons rendre compte de ces divers essais en commençant par les cas dans lesquels le médicament a été employé intérieurement.

A. *Usage intérieur du monésia.*

Les maladies dans lesquelles le monésia a été administré par l'estomac sont les suivantes :

Bronchite, hémoptysie, phthisie pulmonaire, faiblesse d'estomac, vomissements, diarrhée, gastro-entérite, leucorrhée, métrorrhagie, blennorrhagie, scrofules, scorbut.

Nous allons mentionner les résultats obtenus dans chacun de ces cas, et nous rapporterons les observations qui nous ont paru les plus remarquables.

Bronchite.

Le monésia a été fréquemment administré dans la période chronique de ces maladies, le plus souvent seul, quelquefois uni à l'opium ; dans le plus grand nombre de cas il a paru exercer sur l'état catarrhal une modification avantageuse, en agissant tout à la fois comme tonique général, en rendant l'expectoration plus facile et moins abondante, et la respiration plus libre.

Hémoptysie.

Dans plusieurs cas où l'hémorrhagie pulmonaire se prolongeait et résistait aux divers moyens qui réussissent le plus souvent (la saignée, les astringents, la ligature des membres, etc.), l'extrait de monésia a fait cesser le crachement de sang.

Phthisie pulmonaire.

Sans avoir une efficacité *directe* contre la phthisie pulmonaire, le monésia a été favorable à la plupart des malades auxquels il a été administré comme favorisant l'expuition, diminuant les crachats, et servant la nutrition par l'action tonique qu'il exerce sur l'estomac. Nous verrons plus loin combien il a été utile contre une des complications les plus redoutables de cette maladie, la diarrhée.

M. A. Bérard a obtenu de très-bons effets du monésia dans un cas où le trouble des fonctions de l'appareil respiratoire lui a fait croire à une phthisie pulmonaire commençante.

Faiblesse d'estomac.

Le monésia exerce une influence très-favorable sur l'acte de la digestion, et secondairement sur la nutrition; il a été très-souvent conseillé avec avantage dans le cas de langueur des fonctions digestives; il a été administré à des femmes épuisées, soit par de longues maladies, soit par des pertes énormes de sang; sur une malade surtout (Obs. par M. Payen): la faiblesse était portée au point que le moindre mouvement déterminait une syncope; l'extrait de monésia a ranimé l'estomac, fait reparaître l'appétit, facilité les digestions, et l'état des forces s'est amélioré d'une manière notable. M. Maher de Rochefort a donné le monésia à une demoiselle chlorotique qui éprouvait une inappétence absolue, ce médicament a fait renaître l'appétit, et M. Maher espérait, par son usage, amener l'estomac à supporter les préparations ferrugineuses, ce qu'il n'avait pu faire jusque-là. D'après divers essais, M. Genoverret, à Saint-Pierre (Martinique), espère remplacer avec avantage les ferrugineux par le monésia dans la maladie connue aux Antilles sous le nom de mal d'estomac; dans tous ces cas, d'autres toniques ou astringents de nature ou de forme variées avaient été tentés presque sans aucun résultat.

Vomissements.

L'un de nous (M. Payen) a plusieurs fois prescrit le monésia à des malades tourmentés, le matin surtout ou à l'approche du repas, par des envies de vomir et quelquefois par des vomissements de matière filante comme albumineuse : chez une dame, cet état paraissait se rattacher à l'existence de tubercules pulmonaires ; des purgatifs, des amers, la magnésie, avaient été employés inutilement ; le monésia a fait disparaître ce symptôme en peu de jours.

Un semblable résultat a été obtenu sur plusieurs enfants qui étaient dans le même cas ; sur une petite fille de deux ans, faible, décharnée, chez laquelle existaient à la fois une diarrhée très-abondante et des vomissements opiniâtres qui reconnaissaient pour cause un engorgement énorme (probablement tuberculeux) de la rate ; le monésia a calmé les vomissements et suspendu la diarrhée.

M. Adrien, de Crécy, a donné le monésia à deux enfants chez lesquels la diarrhée était accompagnée de vomissements ; ces deux accidents ont fini par céder en moins de quinze jours.

Gastrites, gastro-entérites.

Dans ces maladies passées à l'état chronique, alors qu'il y a indication d'employer quelques toniques, le monésia a réussi lorsque d'autres substances de cette nature avaient échoué. Les succès qu'on en a obtenus sont tels, que M. Adrien établit comme une proposition qui lui paraît incontestable, que le monésia peut être administré, non seulement sans danger, mais avec un avantage réel pendant la période inflammatoire des gastro-entérites dont il paraît abréger la durée.

Dans plusieurs des observations communiquées par ce praticien, on voit que la langue était sèche au milieu, rouge sur les bords ; malgré ces conditions, il a conseillé le monésia et il s'en est bien trouvé.

La diarrhée est un des symptômes contre lesquels le monésia s'est montré le plus efficace à quelque cause qu'elle se rattachât; ainsi dans les diarrhées accidentelles passagères qui succèdent à des écarts de régime comme dans les diarrhées des phthisiques, même celles qui dépendent d'ulcérations intestinales; dans la diarrbée symptomatique d'affections organiques des viscères abdominaux, le foie, la rate, l'utérus, comme dans les diarrhées si communes et si souvent opiniâtres qu'on observe chez les sujets très-nerveux ou chez ceux qui ont eu antérieurement des affections graves du tube intestinal, la dysenterie, par exemple, l'efficacité du monésia a été presque constante.

Les observations recueillies sous ce rapport sont très-nombreuses et décisives. A l'hôpital militaire du Val-de-Grâce, sur quarante-deux sujets atteints de diarrhée à différents degrés, M. Alquié a vu trente-six fois la maladie céder à l'usage du monésia. Dans vingt-quatre cas il a été pris par l'estomac, dans douze autres il a été donné en lavement. Les mêmes faits, plus nombreux encore, et non moins concluants, se sont présentés à l'observation de ce praticien à l'hôpital militaire de Metz et à celui du Gros-Caillou, à Paris. MM. Baron, Laurand, Manec, Martin Saint-Ange, Adrien, Maher, Barnetche ont observé chacun un grand nombre de faits analogues. M. Monod, qui a fréquemment employé le monésia dans des cas de diarrhées, et avec un plein succès, nous a communiqué les deux observations suivantes :

Obs. I. — Un homme de trente-cinq ans était affecté depuis plusieurs années d'un dévoiement opiniâtre qui avait produit de l'amaigrissement et une faiblesse considérable ; des traitements variés avaient échoué; l'extrait de monésia donné à la dose de quatre-vingts centigrammes par jour amena une amélioration rapide. Après quinze jours les évacuations étaient normales, et le malade, qui avait repris des forces et de l'appétit, put retourner dans son pays. Six mois après il n'y avait pas eu de récidive.

Obs. II. — Un jeune homme de vingt-quatre ans, affecté de diarrhée chronique, offrait tous les signes qui peuvent faire craindre des ulcères intestinaux. Mis au riz pour unique nourriture, et traité par le monésia, il a obtenu une guérison prompte et que n'avaient pu lui procurer un grand nombre de moyens qui avaient été antérieurement employés.

M. Mesnard a employé le monésia dans dix-huit cas de diarrhée survenus la plupart chez des sujets actuellement atteints ou convalescents de fièvres intermittentes. Dans tous il a obtenu la cessation des symptômes qui chez plusieurs d'entre eux avaient résisté aux opiacés. D'après ces observations M. Mesnard conclut que le monésia est un astringent qui devra être préféré à la plupart de ceux que possède la matière médicale dans les colites dues à un refroidissement subit, et dans lesquelles il n'y a qu'une irritation superficielle et légère de la muqueuse intestinale.

M. Baron a employé plusieurs fois et avec succès le monésia contre les diarrhées opiniâtres qui étaient apparues pendant la convalescence de fièvres typhoïdes.

L'un de nous, dans un grand nombre de cas de diarrhées dans lesquels il a employé le monésia et presque toujours avec succès, a rencontré plusieurs phthisiques chez lesquels le dévoiement entretenu par des ulcérations intestinales avait résisté à tous les astringents et a cédé au monésia qui, dans ce cas, n'avait pas, comme l'opium, l'inconvénient d'augmenter les sueurs. Chez deux enfants entre autres, portant des tubercules dans les poumons et dans le mésentère et qui avaient une diarrhée abondante presque depuis la naissance, le monésia administré dans les quinze derniers jours de la vie a suspendu le dévoiement.

Ce qui est remarquable, c'est que non seulement le monésia arrête ou suspend le dévoiement, mais qu'il fait encore disparaître les coliques. Il est inutile d'ajouter que le monésia n'arrête définitivement la diarrhée que lorsqu'il n'existe pas dans les intestins des altérations organiques incurables; mais dans ce dernier cas, même pour les ulcérations intestinales des phthisiques, il suspend ce flux d'une manière plus prompte et plus sûre que les autres moyens employés ordinairement sans avoir les inconvénients de quelques-uns d'entre eux, et le plus souvent la suspension de la diarrhée persiste plus longtemps.

Nous ajouterons, comme un fait digne d'être noté d'après l'efficacité presque constante que le monésia présente contre la diarrhée, que nous avons rencontré un petit nombre de cas dans lesquels il n'a exercé aucune influence. Sur un malade entre autres chez lequel la diarrhée ne tenait pas à une affection organique, le monésia a complètement échoué, l'opium avait été également sans aucune action, et ces deux médicaments donnés ensemble ont maîtrisé enfin cette diarrhée, qui avait été fort opiniâtre.

Dysenterie.

C'est surtout contre cette maladie que les naturels du pays où croît l'arbre du monésia emploient l'extrait de cette écorce, et ce sont les résultats très-avantageux qu'ils obtiennent contre cette affection intestinale si grave dans les pays chauds qui ont fixé l'attention du voyageur qui nous l'a fait connaître; il n'est donc pas douteux qu'en Europe on n'obtienne les mêmes résultats; les occasions de vérifier cette prévision se sont plus rarement offertes, mais les succès qu'ont obtenus MM. Mesnard et Maher dans plusieurs cas de ce genre ne laissent guère de doutes à cet égard.

L'expérience indiquera dans quelle période de la dysenterie on doit recourir au monésia, et elle fera connaître si ses effets sont les mêmes suivant que l'inflammation occupe une couche plus ou moins profonde des parois intestinales.

Choléra, cholérine.

Le choléra épidémique qui a parcouru l'Europe il y a quelques années avait disparu lorsque le monésia est arrivé en France; il eût été assurément très-intéressant d'observer l'influence que ce médicament aurait exercée sur un des principaux symptômes de cette cruelle maladie. Dans les observations qui nous ont été transmises nous n'en avons trouvé qu'une de choléra et une de cholérine. Toutes deux sont dues à M. Adrien.

Dans un de ces cas il s'agit d'une enfant qui offre tous les signes du choléra. Les vomissements et les garde-robes cessent une heure après l'administration du monésia; mais les syncopes, le refroidissement, les crampes continuent, et la petite malade meurt huit heures après la cessation des évacuations.

Dans l'autre cas une enfant de onze mois est affectée de cholérine grave, les vomissements et les évacuations alvines étaient pour ainsi dire continuels. Le traitement se compose de sinapismes, pour lutter contre le refroidissement et les syncopes, et du monésia. Ce dernier médicament arrête presque immédiatement les vomissements et ralentit les selles, la diarrhée cesse le deuxième jour, et l'enfant se rétablit parfaitement.

Vaginite.

Bien que le monésia n'ait pas contre la leucorrhée une efficacité aussi constante que contre la diarrhée, on a pourtant obtenu de ce médicament des effets fort remarquables, surtout si l'on a égard à l'opiniâtreté ordinaire de cette maladie.

M. Baron a observé un cas de vaginite chronique d'origine probablement syphilitique avec ulcérations au museau de tanche. Un traitement anti-vénérien n'avait rien produit sur l'écoulement, qui était fort abondant. La maladie datait d'un an, on avait employé des bains, des sangsues, des injections d'abord émollientes, puis astringentes, des cautérisations. Plus tard on employa le nitrate acide de mercure, les bains sulfureux, les vésicatoires, etc. Malgré ces moyens, l'écoulement vaginal augmenta ; on fit des injections avec la teinture de monésia étendue d'eau. Après trois semaines l'écoulement avait disparu; il se reproduisit un mois après et les mêmes injections le firent cette fois définitivement disparaître.

Dans un autre cas de leucorrhée observé par le même médecin, l'écoulement très-abondant était d'un blanc jaunâtre; il s'accompagnait de douleurs aux reins et aux aines; des bains, des sangsues, des injections émollientes et laudanisées avaient été inutilement mis en usage pendant un mois. M. Baron prescrivit des injections de monésia, malgré l'état encore aigu de la maladie; après quinze jours de ce traitement l'écoulement avait complètement cessé et n'a plus reparu.

L'un de nous a vu une malade chez laquelle le monésia, administré à deux reprises différentes par l'estomac, a augmenté considérablement la leucorrhée (qui était de nature suspecte). Enfin le monésia a été tenté une troisième fois, mais alors en injections, et l'écoulement qui, pendant plusieurs mois, avait résisté à une médication très-active et très-variée, a cédé pour ne plus reparaître.

M. Adrien, de Crécy, nous a communiqué une observation importante aussi. Une dame, sujette à quelques flueurs blanches à l'approche de ses règles, contracte avec son mari une blennorrhagie très-intense qui s'accompagne de gonflement à la vulve, de dysurie, de fièvre, de douleurs aux lombes, etc. L'écoulement très-abondant en devient verdâtre. Après cinq mois l'écoulement cesse brusquement, et en même temps apparaissent de vives douleurs du ventre qui s'étendent aux aines, aux fosses iliaques, au périnée. L'abdomen est tendu, il y a une céphalalgie intense. A l'aide de moyens appropriés l'écoulement reparaît et ces accidents cessent. Le D. Adrien prescrivit alors l'extrait de monésia à l'intérieur et des injections avec la teinture. En moins de quinze jours l'écoulement disparut, et avec lui les tiraillements d'estomac et tous les malaises qu'il entraînait à sa suite.

Des observations très-nombreuses qui ont été recueillies sur les cas de leucorrhées et du petit nombre de celles que nous avons rapportées, il résulte que dans la majorité des cas le monésia a produit des effets avantageux, que c'est surtout sous forme d'injections qu'il a le mieux réussi; que cependant l'usage intérieur de cette substance peut être utile en même temps, parce que l'action tonique que le monésia exerce sur l'estomac est une chance de plus en faveur de la suppression de l'écoulement.

Métrorrhagie.

Le monésia a été fort utile dans des cas assez nombreux de perte utérine. Il a réussi alors que beaucoup d'autres astringents avaient échoué, et en général il a modéré et supprimé l'hémorrhagie plus promptement que les autres moyens qu'on prescrit en pareille circonstance.

Dans deux cas observés par M. Alquié le monésia a fait cesser les douleurs utérines en même temps que la perte.

M. Daynac pense, d'après l'expérience qu'il en a faite, que le monésia réussit mieux pour modérer les pertes utérines que tous les autres moyens usités en pareil cas. Nous-mêmes avons prescrit le monésia à plusieurs malades, dont deux étaient obligées de garder le lit pendant quinze jours à chaque époque menstruelle. L'effet immédiat a été une diminution notable de ce flux sanguin, et après cinq ou six mois l'écoulement était revenu à son abondance normale. Dans des cas moins graves, et chez des femmes maigres ou qui approchent de l'âge critique et dont les règles sont assez abondantes pour les affaiblir beaucoup, nous avons prescrit avec avantage le monésia dans les 10 jours qui précédaient chaque époque menstruelle.

M. Martin Saint-Ange a publié plusieurs observations de métrorrhagie dans lesquelles il a eu à se louer du monésia. Dans l'un de ces cas, les boissons froides, les ligatures sur les membres, les ventouses et autres révulsifs avaient été employés sans succès; 18 à 20 grains (1 gram me) d'extrait de monésia n'exercèrent sur la perte aucune influence; la malade était d'une faiblesse extrême, le pouls était à peine sensible ; notre confrère prescrivit alors 12 pilules de 20 cent. chaque à prendre par une toutes les heures; la perte s'arrêta le même jour et ne reparut plus.

Dans un autre cas les moyens ordinaires ne réussissant pas, et le seigle ergoté ayant déterminé des vomissements, M. Martin eut recours au monésia, dont il fit donner à chaque heure une pilule de 20 cent.; à la quatorzième l'hémorrhagie cessa ; elle reparut ensuite et avec force sous l'influence de quelques bouillons froids; dix pilules la firent définitivement cesser. On continua l'usage du monésia à plus petite dose pendant quelques jours, et la malade se rétablit complètement. Plus récemment M. Martin Saint-Ange a donné, dans un cas de perte utérine, la matière âcre du monésia à la dose de 15 cent.; la perte cessa le jour même.

Ces observations suffisent pour montrer que le monésia a de l'action sur l'utérus, alors que ses fonctions sont dérangées sans qu'il existe d'affection organique.

Quelques essais que nous avons faits nous autorisent à penser que dans le cas d'ulcérations même cancéreuses de cet organe, le monésia pourra encore être utile; nous reviendrons sur ce sujet.

Blennorrhagie, blennorrhée.

Administré par l'estomac, dans la période chronique, le monésia n'a eu que peu ou pas d'action sur les écoulements de l'urètre ; en injections dans le canal il a été utile un certain nombre de fois, peut-être dans la moitié des cas.

M. Maher, de Rochefort, cite deux observations sur cette maladie: dans l'une les douleurs de la fosse naviculaire ont diminué, mais l'écoulement a augmenté; dans l'autre le flux blennorrhagique résistait opiniâtrément, depuis plus de huit mois, à l'emploi intérieur du baume de copahu, du poivre cubèbe, aux injections de solution de deuto-chlorure de mercure, d'azotate d'argent; les injections de teinture de monésia ont amené la guérison qui ne s'est pas démentie depuis. M. Martin Saint-Ange a employé le monésia seize fois en injections, il a réussi dans la moitié des cas.

Scrofules.

M. Daynac a obtenu la résolution d'engorgements scrofuleux par l'emploi intérieur du monésia, mais il recommande d'en continuer long-temps l'usage. M. Martin Saint-Ange, qui a employé ce médicament avec succès dans plusieurs cas du même genre, a publié deux observations fort remarquables dont nous allons donner un extrait :

Obs. i. — Un jeune homme de dix-sept ans portait au petit doigt de la main gauche trois fistules entretenues par la carie d'une phalange; il existait sur le dos de la main et au coude gauche un gonflement scrofuleux. La plaque tuméfiée du coude était ulcérée à son centre, l'origine de ce mal ne remontait qu'à huit mois. Les plaies du doigt furent saupoudrées avec la matière âcre du monésia. Après quelques jours les parties molles se détuméfièrent et au bout de vingt jours les fistules étaient fermées. Alors les tissus malades du dos de la main devinrent le siége d'ulcérations dont la matière âcre procura la guérison en quelques jours. La plaie du coude persistait parce qu'on avait continué à dessein le pansement avec du cérat.

Peu de temps après les fistules du doigt reparurent, l'ulcération du coude s'agrandit, le malade entra à l'hôpital Saint-Louis, il y subit un traitement intérieur, y prit des fumigations, des bains sulfureux, etc. Il sortit un mois après dans un état pire que lorsqu'il était entré. Alors M. Martin-St-Ange conseilla l'extrait de monésia à l'intérieur à la dose de trois grammes par jour et trente grammes de teinture; les plaies furent pansées avec du *cérat ordinaire.* Tout était guéri après trente-cinq jours de ce traitement. On continua cependant le monésia, mais à dose décroissante, jusqu'au cinquantième jour.

Depuis, le mal ne s'est pas reproduit, et on peut espérer une guérison durable.

Cette observation met en relief les propriétés du monésia, puisque, d'abord, cette substance est assez active pour faire cicatriser des ulcérations entretenues par une cause constitutionnelle, et que, lorsqu'elles se sont reproduites, l'usage intérieur du monésia, sans aucune application locale, suffit pour amener de nouveau la guérison qui, cette fois, est définitive. Ces réflexions sont en tout applicables à l'observation qui suit :

Obs. II.—M. ...., âgé de quarante ans, s'aperçut dans les premiers jours d'avril 1839 de l'apparition d'une tumeur indolente à la région inguinale gauche. Plusieurs médecins consultés, entre autres M. Martin Saint-Ange, portèrent un pronostic rassurant. Cependant M. Lisfranc regarda cette tuméfaction, qui n'était encore que locale, comme liée à une affection générale. L'engorgement gagna toutes les glandes de l'aine, celles de la fosse iliaque, et bientôt il en fut de même de celles du côté opposé. Il survint enfin des ulcérations. Les médications les plus variées furent prescrites par divers médecins et suivies avec une rare persévérance par le malade, mais toutes échouèrent, et lorsque quelque moyen procura du soulagement, il ne fut jamais de longue durée.

M. Martin Saint-Ange voulut tenter le monésia et le malade fut mis à l'usage de 2 gram. d'extrait par jour, 30 gram. de teinture et de 180 gram. de sirop dans une décoction de houblon; on pansa les plaies avec la pommade au monésia; il survint dès lors une amélioration notable, mais une constipation très-opiniâtre obligea de suspendre l'usage intérieur du médicament. Les plaies devinrent aussitôt plus larges et plus fongueuses. La poudre d'extrait et la teinture furent essayées en pansement, mais inutilement. Il était évident que l'administration intérieure du monésia avait seule produit du soulagement ; on revint donc à son usage en donnant tous les matins deux verres d'eau d'Enghien et un lavement émollient. Les plaies, quoique pansées avec du cérat simple, s'améliorèrent de nouveau; les glandes de la fosse iliaque diminuèrent, les ganglions de l'aine se ramollirent et suppurèrent; les plaies se cicatrisèrent. La maladie, loin d'envahir de nouvelles surfaces comme on devait le craindre, se localisa, et à l'époque de la publication de cette observation M. Martin Saint-Ange espérait une guérison complète.

De ces observations et d'autres analogues, ce praticien conclut que, pour obtenir la guérison des ulcères scrofuleux, il faut employer le monésia à l'intérieur pendant vingt-cinq à quarante jours et quelquefois davantage, à la dose de quatre à cinq grammes par jour.

Scorbut.

Dans un cas de scorbut bien prononcé, avec pétéchies sur les extrémités inférieures, ramollissement et saignement des gencives, épistaxis très fréquent, qui avait nécessité plusieurs fois le temponnement des fosses nasales, M. Laurand a obtenu une guérison complète en donnant chaque jour et progressivement, à l'intérieur, un ou deux grammes d'extrait en pilules; le malade fut mis à l'usage de gargarismes avec cinq grammes de teinture par cent vingt-cinq grammes d'eau miellée, et il inspirait par les narines de l'eau acidulée, contenant trente-deux grammes de teinture par cinq cents grammes d'eau. Ces nspirations firent cesser l'hémorrhagie; celles faites avec l'eau acidulée, sans addition de monésia, n'avaient pas réussi.

M. Henri de Saint-Arnoud nous a communiqué une observation du même genre qui est extrêmement remarquable. M. V., âgé de quatre-vingts ans, remarqua, au commencement d'août 1840, quelques pétéchies sur ses jambes ; ces tâches se multiplièrent, il en parut aux mains, à la face, au cuir chevelu, bientôt il survint un ramollissement et un gonflement notables des gencives, qui laissaient échapper continuellement une abondante quantité de sang, la bouche devint très fétide ; plus tard, il parut aux gencives, aux joues et aux lèvres des ulcérations fongueuses qui furent touchées avec l'acide muriatique pur, le malade fit usage en gargarismes d'eau acidulée avec les acides hydrochlorique et sulfurique, d'eau aluminée, de décoction de quinquina ou de noix de galle, etc., sans que le flux sanguin fût en aucune façon modifié ; l'eau hémostatique de Chapelain fut employée sans plus de succès ; à l'intérieur, les toniques de tout genre furent prescrits, le vin anti-scorbutique, le quinquina, les bouillons gras, le vin vieux, etc., etc. ; les symptômes, décrits précédemment, persistaient dans toute leur intensité. Cet état durait depuis une dizaine de jours, le malade s'affaiblissait et M. Henri ne savait plus à quels astringents avoir recours. Il prescrivit alors le monésia à l'intérieur à la dose de 40 grains par jour (20 décigrammes). Après deux jours, on observait déjà une grande amélioration, on diminua la dose du monésia, et peu de jours après le sang cessa complètement de couler par les gencives qui restèrent encore tuméfiées pendant quelque temps.

Ce qui est remarquable dans cette observation, c'est la promptitude de l'effet du médicament, alors que tous les autres avaient été inutiles, et la petite quantité qui a été nécessaire pour obtenir ce résultat, puisque M. V. n'a consommé que seize à dix-huit grammes d'extrait de monésia.

B. Emploi topique du monésia.

Si, dans la plupart des maladies dont nous venons de parler, le monésia a exercé une influence incontestable et favorable, nous allons voir qu'il en sera de même dans les cas où il a été employé topiquement, et on peut dire que ce qui a été obtenu dans plusieurs d'entre eux est le meilleur témoignage de la grande efficacité de cette substance.

Nous considérons comme application topique l'emploi direct de l'extrait pur, de la pommade, de la teinture ou de la monésine sur les parties malades, et nous comprenons dans ce mode d'administration les injections et les lavements.

Les maladies dans lesquelles le monésia a été employé sous cette forme sont les suivantes :

Ulcères cutanés, engelures ulcérées, gerçures du mamelon, ophthalmies, épistaxis, stomatite, maladies des dents et des gencives, hémorrhoïdes, fissures à l'anus, fistule recto-vaginale, blennorrhagie, ulcérations du col de l'utérus, leucorrhée.

Ulcères cutanés.

Le monésia a été fréquemment usité pour des cas de ce genre : ulcères atoniques, variqueux aux jambes, ulcères syphilitiques, gangréneux, pourriture d'hôpital, ulcères produits par des brûlures. Dans tous les cas, il a avantageusement et promptement modifié les surfaces malades, et lorsque la douleur était intense, son premier effet a été de la modérer. Sous l'influence de la pommade ou de l'extrait en poudre ou de la teinture, l'ulcère perd son aspect blafard, les bourgeons charnus s'élèvent, prennent une bonne consistance, une couleur vive, et généralement la guérison ne se fait pas attendre.

Nous citerons les résultats généraux qui ont été obtenus, et quelques-uns des faits les plus remarquables parmi ceux qui ont été observés.

M. Baron a guéri un chancre vénérien qui avait résisté au traitement général par le mercure, en le pansant avec l'extrait sec; il a obtenu la cicatrisation en huit jours.

MM. Barnetche, à Bordeaux, et Maher, à Rochefort, ont obtenu la cicatrisation d'ulcères cutanés rebelles en les pansant avec le monésia.

Indépendamment des observations précitées de M. Martin Saint-Ange, sur des ulcères scrofuleux, ce praticien a employé comme topique le monésia (pommade, extrait sec, monésine) sur plus de quinze sujets portant des ulcères syphilitiques ou scrofuleux plus ou moins anciens, dont un remontait à quinze ans; il a obtenu dans tous les cas une amélioration prompte.

M. Manec, faisant à la Pitié le service de M. Lisfranc, a eu à traiter un ulcère serpigineux qui occupait le pli de l'aine et une grande partie des côtés antérieur et interne de la cuisse; le mal datait de six ans. D'après les conseils de MM. Lisfranc et J. Cloquet, le malade avait mis en usage des traitements anti-scorbutique, anti-scrofuleux et anti-syphilitique, sans aucun résultat; on avait, en outre, à plusieurs reprises, cautérisé l'ulcère avec le nitrate acide de mercure, sans en obtenir d'amélioration. M. Manec prescrivit des pansements avec la pommade au monésia, et en moins de trois semaines la surface de l'ulcère diminua jusqu'à ne plus présenter que l'étendue d'une pièce de cinq francs. A cette époque le malade voulut sortir de l'hôpital, ce qui est fort à regretter, car il est probable qu'on aurait obtenu une cicatrisation complète; peut-être la guérison aurait-elle été plus prompte encore si on avait d'abord employé la matière âcre et ensuite l'extrait pulvérulent sec. Quoi qu'il en soit de cette supposition, cette observation est une des plus remarquables de toutes celles qui ont eu le monésia pour objet.

M. Monod a recueilli deux faits du même genre qui méritent d'être rapportés.

Obs. i. — Une femme de soixante-dix ans portait sur le dos du nez un tubercule qui fut jugé cancéreux et enlevé à l'hôpital de la Clinique. Il en résulta un ulcère rongeant qui fut attaqué à trois reprises par le nitrate acide de mercure et la pâte arsenicale; le tout sans succès. L'ulcère offrait huit à dix lignes de diamètre; les bords étaient durs, irréguliers, le fond était formé par la muqueuse nasale et le bord antérieur de la cloison. Une nouvelle cautérisation aurait ouvert les narines. L'ulcère fut saupoudré avec l'extrait du monésia et pansé avec des bandelettes de sparadrap. Dès le lendemain il avait meilleur aspect; il diminua rapidement, et il fut complètement cicatrisé au bout de quinze jours. M. Monod a appris, depuis, que quelques mois après la cicatrice s'était rompue et qu'un nouvel ulcère s'était formé. Cette récidive, qui met hors de doute le caractère cancéreux de la maladie, rend d'autant plus curieux le fait de la cicatrice obtenue rapidement par l'extrait de monésia.

Obs. ii. — Un homme de quarante ans portait sur la peau de l'aile gauche du nez un tubercule qui fut cautérisé à plusieurs reprises et infructueusement par le nitrate d'argent. On l'enleva avec le bistouri, mais la cicatrice fit bientôt place à un ulcère qui se ferma après avoir été cautérisé avec le nitrate acide de mercure, puis se rouvrit peu de temps après. C'est alors que le malade entra à la Maison Royale de Santé; il portait à l'aile gauche du nez un ulcère reposant sur un engorgement dur, violacé, avec rétraction et froncement de la peau du nez et de la joue. L'engorgement était le siége de douleurs lancinantes. Pour enlever le mal il aurait fallu sacrifier une grande partie de l'aile du nez et attaquer profondément la joue. On se borna à panser l'ulcère avec la poudre de monésia et des bandelettes de diachylon, et on donna à l'intérieur des pilules composées d'alun et de sulfate de fer. Les douleurs ont promptement diminué, l'engorgement s'est réduit et l'ulcère s'est entièrement fermé. Un an après la guérison s'était maintenue, et il n'était rien survenu qui pût faire craindre une récidive.

Nous-même, nous avons souvent employé le monésia sur des ulcérations de la peau et nous en avons obtenu des résultats très-avantageux. Entre plusieurs observations remarquables nous citerons les suivantes :

Obs. i.—Une femme épuisée, portant à la région lombaire un engorgement qui tenait probablement à la carie des vertèbres, avait eu plusieurs abcès ouverts à l'extérieur, le long de la branche droite de l'os maxillaire inférieur; il en était résulté une dénudation de la peau dans l'étendue d'une pièce de 5 fr., et il existait sur ce point quatre orifices fistuleux. Le périoste était presque à nu et sensiblement tuméfié. Cet état existait depuis dix mois. A l'origine la cicatrisation avait eu lieu, mais peu de jours après le décollement et la suppuration avaient reparu. Le désordre augmentait par suite de l'amaigrissement croissant de la malade. Les applications de quinquina, d'écorce de chêne; les préparations d'iode, les incisions faites pour réunir les fistules, l'ébarbement des lambeaux, rien n'avait modifié l'aspect blafard de cette ulcération. La pommade au monésia, employée d'abord seule, puis rendue plus active en saupoudrant le plumasseau avec l'extrait sec, a suffi en un mois pour amener une cicatrisation complète. Résultat d'autant plus remarquable que l'état général continuait à s'aggraver, que la fièvre hectique, la diarrhée, épuisaient la malade, qui a fini par succomber plusieurs mois après. (L'ulcération s'était rouverte dans les derniers jours de la vie.)

Obs. ii.—Un homme de quarante-cinq ans, après trois mois d'un traitement énergique qui avait été employé contre une pleuro-pneumonie très-intense, portait encore à la poitrine un des vésicatoires qui avaient été nécessaires. La surface de cet exutoire était sillonnée par des enfoncements dans lesquels un partie de l'épaisseur de la peau était réduite à l'état de pulpe grisâtre extrêmement fétide, tout-à-fait comparable à la pourriture d'hôpital. Les douleurs étaient atroces comme cela a lieu dans cette grave complication des plaies. Le cérat opiacé avait été inefficace; les pansements avec la décoction de quinquina n'avaient pas mieux réussi. La première application de pommade au monésia a calmé les douleurs ; en deux jours le vésicatoire a repris son aspect rosé, et il a ensuite marché promptement vers la guérison.

Les résultats que nous avons obtenus dans ces divers cas nous ont engagé à expérimenter le monésia sur des engelures ulcérées; chez plusieurs sujets nous avons obtenu la cicatrisation de ces déchirures et la résolution de l'engorgement violacé qui leur avait donné naissance, en saupoudrant abondamment les surfaces vives avec l'extrait de monésia et en enveloppant les orteils ou les doigts avec des compresses trempées dans un mélange de deux parties d'eau et d'une partie de teinture. Nous pensons qu'on pourrait avantageusement employer la teinture pure ou coupée avec parties égales d'eau pour empêcher la crevasse des engelures.

Nous avons obtenu aussi, par ce moyen, la disparition de la démangeaison qui est si fatigante dans ce cas.

La teinture de monésia a été tentée sur deux enfants affectés d'ophthalmies purulentes et confiés aux soins de M. Martin Saint-Ange; divers collyres avaient été tentés sans succès; un mélange de vingt-cinq à trente gouttes de teinture par once d'eau a amené promptement une guérison complète.

Nous avons nous-même conseillé souvent des collyres composés d'eau, de teinture de monésia et de laudanum dans des cas d'ophthalmies chroniques rebelles, et nous nous en sommes bien trouvé.

Epistaxis.

Dans deux cas d'hémorrhagie nasale opiniâtre, se reproduisant plusieurs fois par jour, depuis plusieurs semaines chez des enfants faibles, pour lesquels ces pertes n'étaient point un moyen de soulagement, nous avons supprimé promptement ces flux sanguins en donnant le monésia à l'intérieur et en faisant renifler de l'eau fortement chargée de teinture ou faisant aspirer par le nez, en guise de tabac, une pincée d'extrait en poudre.

Stomatite.

Les inflammations pseudo-membraneuses de la bouche ont fourni des exemples décisifs de l'activité et de l'efficacité du monésia. Sur plusieurs cas de stomacace diphtéritique, nous avons employé comparativement les cautérisations avec le nitrate d'argent ou l'acide muriatique étendu d'eau, ou les applications d'alun d'une part et le monésia de l'autre sur le même sujet, et nous avons obtenu plus promptement avec le monésia qu'avec les agents précités la modification qu'on cherche à produire sur les plaques malades. Dans un cas de stomatite gangréneuse observée sur un enfant à la mamelle, qui nous fut confié, lorsque déjà une ulcération avait perforé la lèvre inférieure, nous cautérisâmes profondément avec l'acide hydrochlorique concentré, et ensuite le monésia appliqué en poudre sur la perforation avait fini par déterger la plaie et déterminer le développement de bourgeons charnus de bonne nature lorsque l'enfant périt d'adynamie.

Sur un autre enfant de six ans une plaque de diphtérite

gangréneuse avait détruit complètement la gencive vis-à-vis d'une des canines inférieures, une petite portion du bord alvéolaire fut nécrosé et la dent tomba; nous employâmes d'abord la monésine qui arrêta immédiatement les progrès de l'ulcération, et ensuite l'extrait appliqué en poudre et des gargarismes avec la teinture complétèrent la guérison.

Cette observation a de l'importance en ce que le monésia est le seul médicament auquel on ait eu recours.

Maladie des dents.

M. Buchey, chirurgien dentiste, a fréquemment employé le monésia; il a remarqué qu'il ralentissait la marche de la carie et la destruction des dents; il a observé qu'uni à l'extrait d'opium et introduit dans la cavité d'une dent douloureuse, il avait souvent calmé les douleurs plus efficacement que l'opium seul. M. Buchey recommande l'usage habituel de la teinture pour entretenir le bon état des gencives.

Hémorrhoïdes.

Nous avons plusieurs fois employé le monésia contre des hémorrhoïdes enflammées et très douloureuses. Dans ce cas, un bourdonnet de charpie recouvert de pommade et saupoudré d'extrait de monésia a calmé la douleur plus efficacement que l'onguent populéum, l'extrait d'opium, les fumigations, etc. Dans un cas où les hémorrhoïdes enflammées étaient en partie retenues à l'intérieur de l'anus, nous avons immédiatement modéré les souffrances en introduisant une sorte de suppositoire fait avec une feuille de poirée, enduite de pommade roulée sur elle-même et saupoudrée d'extrait sec. Nous avons encore employé le monésia, mêlé au beurre de cacao, sous forme de suppositoires dans le cas de chute du rectum.

Fissures à l'anus.

Le monésia a été très efficace contre ces lésions, et nous croyons devoir analyser avec quelques détails les observations qui ont été recueillies.

Le premier sujet sur lequel le monésia ait été expérimenté est un adulte confié à nos soins et qui portait, depuis cinq ans, deux fissures, qui, long-temps indolentes, étaient, depuis quelques mois, devenues le siége d'un malaise intolérable. Huit cautérisations avec le nitrate d'argent et l'introduction, pendant cinq semaines, de mèches cératées et belladonées, avaient amené la cicatrisation de l'une des fissures, mais l'autre persistait, et nous pensions que l'incision était le seul moyen de la guérir, lorsque nous songeâmes au monésia. Des mèches de petit volume, c'est-à-dire employées comme pansement et non comme moyen de dilatation, furent introduites après avoir été graissées et saupoudrées ensuite d'extrait sec. La guérison eut lieu en cinq ou six jours.

Le docteur Manec ayant à traiter une dame qui portait deux fissures situées au niveau du sphincter, l'une en avant, l'autre en arrière, introduisit des mèches enduites de pommade au monésia et saupoudrées d'extrait sec; la guérison fut complète en quinze jours.

Nous avons eu ensuite à donner des soins à une dame qui a offert un exemple trop curieux de fissures multiples et successives pour que nous ne donnions point ici l'histoire abrégée de sa maladie.

Obs. i. — Madame C. M.... éprouvait depuis quelques mois à l'anus les malaises que les fissures occasionnent, et, sympatiquement, elle ressentait à l'épigastre de violentes douleurs. La cause de ces accidents avait été méconnue, et divers moyens avaient été employés sans produire aucun soulagement. Nous constatâmes l'existence, en arrière de l'orifice de l'anus, de deux fissures, longues de quatre à cinq lignes et placées très près l'une de l'autre. Des mèches de très petit volume, préparées comme il a été dit, furent introduites dans le rectum. Après douze jours de ce mode de pansement l'une des fissures était cicatrisée, l'autre ne le fut que le vingtième jour. Nous continuâmes l'usage des mèches jusqu'au vingt-cinquième, et la guérison fut complète.

Trois mois après madame C. M...... souffrit de nouveau, et l'examen de l'anus nous fit reconnaître deux fissures nouvelles situées en avant, c'est-à-dire au point diamétralement opposé à celui qu'avaient occupé les premières, dont la guérison était parfaite. Nous arrivâmes immédiatement aux mèches, mais il semblait que la période aiguë des fissures n'était pas terminée, car pendant quelques jours elles continuèrent à croître surtout en hauteur. Nous résolûmes alors d'expérimenter la monésine, et pour obtenir un point de comparaison nous n'en appliquâmes que sur une seule fissure. Le lendemain la surface qui avait été saupoudrée de cette matière âcre était grisâtre, recouverte d'une couche pultacée qui se détacha bientôt. Nous fîmes une seconde application et la fissure se trouva ainsi guérie en douze jours, tandis que l'autre était restée dans un état stationnaire. Deux applications de monésine modifièrent la surface de cette seconde fissure, et les pansements avec l'extrait sec suffirent ensuite pour amener la guérison après une dizaine de jours.

Moins d'un mois s'était écoulé qu'une nouvelle fissure parut, et dans un point autre que ceux qui avaient été occupés par les fissures précédentes; elle était plus extérieure. Nous nous bornâmes à la saupoudrer d'extrait sec, que nous avions soin de faire pénétrer exactement jusqu'à son fond. Cette gerçure céda en quelques jours, mais une nouvelle se forma bientôt, et il parut successivement dans tous les points de la circonférence de l'anus une série de petites fissures toutes fort douloureuses qui se succédèrent pendant six semaines, et dont le nombre, en comprenant celles dont j'ai déjà parlé, fut au moins d'une douzaine. Ces lésions de la muqueuse pouvaient jusqu'à un certain point s'expliquer par l'excessive finesse de la peau de la malade et par l'existence d'une constipation que rien ne pouvait vaincre. Quoi qu'il en soit, nous craignions d'être obligé de pratiquer un ou deux débridements au sphincter. Mais la malade repoussait toute idée d'opération, elle refusait même l'introduction des mèches, et nous dûmes nous borner à déployer exactement les plis de l'anus pour dessécher complètement avec l'extrait le fond des deux ou trois gerçures qui existaient toujours simultanément. Plus tard nous fîmes prendre, le matin après les garde-robes, un petit lavement avec addition de trente grammes de teinture. Le résultat de ces soins a été la cicatrisation successive de toutes ces fissures; et la guérison n'a pas été compromise depuis plus de trois mois. Peut-être ce dernier résultat est-il dû à ce que jusqu'à présent madame C. M.... a continué d'employer les injections de teinture dont nous venons de parler.

Nous n'avons pas eu occasion d'employer contre les fissures à l'anus le monésia ; comme le professeur Trousseau a récemment conseillé d'employer la ratanhia , il est très probable que cette substance réussirait également, quoique nous pensions qu'il y a une grande différence entre le mode d'action de l'un ou de l'autre de ces agents, administré en lavements, dans l'intention de remédier à la dilatation du rectum , et l'application directe à l'état pulvérulent sur les surfaces malades.

Fistule recto-vaginale.

Nous avons publié, dans la Gazette médicale , l'histoire d'une fistule recto-vaginale , avec intégrité du sphincter de l'anus, survenue, au moment de l'accouchement, chez une femme primipare. Après 3 semaines de soins assidus, la fistule et une déchirure peu étendue du périnée étaient dans le même état qu'au moment de l'accouchement. Des lotions et des injections avec la teinture étendue d'eau et l'application de l'extrait en poudre sur le périnée et sur la fistule par le vagin, ont ranimé les chairs, fait tomber la fausse membrane qui recouvrait les ulcérations, ont soutenu le ton des parties voisines, et le monésia a eu ainsi indirectement une influence incontestable sur la guérison qui a été complète; car tout récemment cette dame vient d'accoucher de nouveau, et la déchirure ne s'est pas reproduite.

L'effet produit par le monésia sur les fissures à l'anus nous a conduit à employer cette substance sur les gerçures des mamelons qui sont si douloureuses chez les nourrices; nous avons rencontré plusieurs cas de ce genre, et, dans tous, le monésia a d'abord calmé la douleur et il a promptement amené la cicatrisation des gerçures. Nous pensons que pour ces lésions on doit préférer la forme pulvérulente à toute autre.

Blennorrhagie.

Nous avons mentionné précédemment les effets produits par les injections dans le cas d'écoulement de l'urètre; c'est à peu près le seul mode d'administration par lequel on ait obtenu quelques guérisons.

Ulcérations du col de l'utérus.

M. Adrien, de Crécy, nous a transmis une observation intéressante sous le rapport du monésia.

Une dame de quarante-cinq ans portait à la lèvre antérieure

du museau de tanche une large ulcération à fond grisâtre. Le reste du col était gonflé, d'un rouge intense, le vagin était humecté par des mucosités blanches et abondantes; la malade éprouvait des douleurs aux lombes, aux aines, à l'hypogastre, des ardeurs dans le vagin, etc. Le repos, les bains, les injections, les frictions sur les aines avec une pommade iodurée; les cautérisations pratiquées deux fois par semaine avec le nitrate acide de mercure produisirent en un mois une amélioration sensible; mais à partir de ce moment l'état de la malade resta stationnaire, et bientôt les douleurs reparurent, l'ulcération s'étendit de nouveau et l'écoulement redevint plus abondant. M. Adrien pratiqua encore quelques cautérisations avec le nitrate d'argent; mais de plus il fit faire des injections avec la teinture de monésia étendue d'eau. A partir de ce moment l'ulcération fit de rapides progrès vers la guérison. Après un mois elle fut complétement cicatrisée et l'écoulement avait totalement disparu.

D'après ce fait et quelques autres analogues, que nous avons observés, nous pensons que, même dans les cas d'ulcérations du col utérin, on pourrait tirer de grands avantages du monésia, employé comme topique, en en appliquant directement l'extrait sur le point malade et en employant la teinture en injections.

Nous ajouterons à ce qui a été dit au sujet de la métrorrhagie que dans un cas où nous n'avions obtenu aucun résultat du monésia pris à l'intérieur et à haute dose, du seigle ergoté, des sinapismes, du repos, des ligatures sur les membres, etc., les injections ont paru produire un excellent effet; car, de ce moment, la perte a été en diminuant d'une manière très-sensible.

Nous rappellerons ici qu'il a été question des injections au monésia dans la leucorrhée, à l'occasion de ce qui a été dit de l'usage intérieur du médicament contre cette maladie.

Enfin nous avons employé une seule fois les injections au monésia dans le vagin pour un de ces cas de démangeaison, d'ardeur aux parties sexuelles dont quelques femmes sont tourmentées d'une manière si incommode. Les lotions avec le sous-carbonate de potasse, avec l'eau de Barège, avec l'eau de Goulard, la solution de sublimé dans l'eau alcoolisée, l'eau aluminée, etc., n'avaient produit aucun soulagement; les injections au monésia ont diminué en quelques jours cette incommodité, et l'ont ensuite fait disparaître complètement.

M. le professeur Trousseau, qui en ce moment même expérimente comparativement à l'hôpital Necker les principaux médicaments astringents, et qui a compris le monésia dans les substances qu'il étudie, a bien voulu nous faire connaître les bons effets qu'il en a obtenus dans les diarrhées atoniques, les diarrhées des phthisiques, même celles qui s'accompagnent d'un certain degré d'inflammation intestinale, dans les catarrhes pulmonaires chroniques, les hémoptysies prolongées, etc.

Nous serons heureux de pouvoir profiter un jour des observations faites par le savant professeur de thérapeutique, et nous attendrons leur publication avec d'autant plus d'impatience, que nous avons la confiance qu'elles confirmeront l'exactitude des faits que nous avons avancés.

Dans tout ce qui précède, nous n'avons fait aucune mention des observations que M. le professeur Forget a insérées dans le bulletin de thérapeutique, nous devons à la haute position qu'occupe ce médecin, et à l'estime que nous professons pour son caractère et son talent, d'expliquer cette omission.

A l'époque de la publication de cet article, M. Forget n'avait employé le monésia que sur cinq malades; dans deux cas, les sujets étaient voués à une mort prochaine et inévitable (affection organique du foie, phthisie pulmonaire au troisième degré); le monésia a été employé sur un sujet pendant quatre jours, sur l'autre pendant six, et abandonné parce que la diarrhée persistait. Dans un troisième cas de diarrhée, on a cessé le monésia le deuxième jour, parce que le médecin redoutait la constipation. Dans un cas d'hémoptysie, le sang a augmenté pendant deux jours qu'on a expérimenté le monésia. Enfin, dans une cinquième observation, des ulcérations *larges, rebelles, végétantes*, survenues par suite d'applications de pommade stibiée, ont été guéries en *quelques jours* par la pommade de monésia; mais le professeur pense qu'on aurait obtenu une cicatrisation plus prompte par l'emploi de l'acétate de plomb ou de nitrate d'argent.

Nous avons cru ne pas devoir user de ces observations, parce qu'il est évident pour nous que le médicament a été expérimenté pendant un trop petit nombre de jours pour qu'on puisse rigoureusement établir quels auraient été les résultats définitifs qu'on aurait obtenus d'un emploi plus prolongé.

Quoi qu'il en soit, les conclusions de M. le professeur Forget sont : « Que le monésia est un astringent comme le cachou, la ratanhia, sauf la plus grande proportion de matière douce qui s'y rencontre, — qu'il fournira un utile succédané aux toniques astringents déjà connus, etc. »

Et nous avons eu la satisfaction d'entendre l'éloquent professeur de Strasbourg nous dire que l'expérience qu'il avait acquise sur ce médicament, en continuant à l'employer, l'avait de plus en plus convaincu de l'exactitude de ces conclusions.

§ V.

Du mode d'action du monésia.

En nous occupant du mode d'action du monésia, notre intention n'est pas de rechercher la cause première de son activité, nous n'avons même pas la prétention d'établir que les effets thérapeutiques produits doivent être plus particulièrement attribués à tel ou tel des principes qui le constituent. Dans un résumé essentiellement pratique comme celui que nous avons entrepris, l'important pour nous était de grouper les faits analogues, d'établir que le monésia était doué de propriétés thérapeutiques incontestables, de déterminer les cas dans lesquels il est le plus utile et ceux dans lesquels il l'est moins; continuant à envisager cette substance sous le même point de vue, nous allons examiner les impressions que le monésia produit sur nos organes, et les modifications qu'il amène dans leurs fonctions.

Et d'abord étudions l'action du monésia pris à l'intérieur par un sujet en santé.

Lorsqu'on maintient dans la bouche quelques grains d'extrait de monésia, la muqueuse buccale n'est pas séchée comme lorsqu'on la met en contact avec de certains astringents, le cachou, par exemple, les fruits acerbes, etc. On perçoit cette saveur sucrée que nous avons mentionnée, puis une saveur âcre vient s'y joindre et domine bientôt la première. Cette âcreté s'étend alors aux amygdales et surtout à la paroi postérieure du pharynx, qui semble être pour elle un lieu d'élection, car elle est plus vive là que partout ailleurs, et si le contact est prolongé, cette sensation peut aller en ce point jusqu'à la douleur et persister pendant plusieurs heures.

A la dose de six à huit grains, le monésia ingéré dans l'estomac ne produit pas d'effets immédiats appréciables. Si on en continue l'usage pendant plusieurs jours à cette dose il active sensiblement la digestion, et il excite l'appétit. Les pilules de monésia administrées de la sorte sont de véritables *pilules gourmandes*. Enfin, si les intestins sont aussi dans l'état normal, il produit une constipation modérée.

Si au contraire on ingère à la fois dans l'estomac sain et vide une trentaine de grains d'extrait de monésia, alors il survient de la chaleur, une sorte de pesanteur à l'épigastre, de la constriction à la gorge ; dans d'autres cas on éprouve un sentiment de plénitude à l'estomac, comme celui que produit une digestion difficile. Cette impression persiste pendant plusieurs heures ; enfin, une constipation très-prononcée succède aux effets que nous venons de décrire et qui ont été observés à plusieurs reprises sur plusieurs personnes et sur nous-même.

En état de maladie, dans celles même où l'estomac et les intestins sont le siége d'un certain degré d'inflammation, le monésia à l'intérieur ne détermine ni primitivement ni secondairement aucun sentiment de chaleur épigastrique, ce qui est d'autant plus remarquable, que nous l'avons vu produire ces sensations sur des sujets sains ; que conservé dans la bouche il irrite le pharynx, que nous verrons que son application est souvent très-douloureuse sur les plaies, qu'enfin nous avons eu occasion de voir trois personnes chez lesquelles une pilule s'était arrêtée dans le pharynx ou dans quelque anfractuosité des amygdales, et dans les trois cas il survint une douleur très-vive au pharynx, une esquinancie éphémère qui dura plusieurs heures.

Si le monésia n'excite localement sur l'estomac aucune irritation, il n'en détermine pas davantage généralement, et nous n'avons jamais observé qu'il produisît une stimulation de tout l'organisme.

Dans plusieurs cas, au contraire, nous avons vu que le monésia, pris par l'estomac, produisait un effet calmant sur l'organe malade (dans la métrorrhagie par exemple).

Appliqué topiquement, l'extrait de monésia détermine, sur les plaies, les ulcères, une première impression douloureuse; le plus souvent c'est de la chaleur; quelquefois les malades éprouvent des picotements lancinants, mais l'effet consécutif se fait bientôt sentir, et lorsque les ulcérations étaient le siége de douleurs vives, celles-ci cessent bientôt. Quant à l'action organique produite sur les solutions de continuité, le monésia a surtout pour effet de les rendre moins humides, il donne aux bourgeons charnus plus de consistance, il dessèche, pour ainsi dire, leur surface, de sorte qu'après peu de jours il semble qu'ils soient recouverts d'une pellicule qui forme souvent l'origine de la cicatrice.

Nous avons rencontré quelques sujets profondément scrophuleux chez lesquels le monésia appliqué topiquement sur des ulcérations cutanées, a complètement échoué; dans ces cas nous avons quelquefois vu l'ulcération s'étendre en largeur et en profondeur, la suppuration devenir plus abondante sous l'influence de l'extrait en poudre; nous avons dû cesser ce mode d'administration et nous croyons que c'est un des cas dans lesquels le monésia doit être administré à l'intérieur.

La monésine, mise en contact avec une solution de

continuité de la peau ou de l'origine des muqueuses, cause ordinairement une douleur vive; elle détermine, après quelques heures, la sécrétion d'une exsudation plastique, et l'ulcération se recouvre d'une pellicule grise, d'une sorte de fausse membrane, qui quelquefois reste adhérente à la surface malade et forme la base de la cicatrice, mais qui d'autres fois s'enlève comme la portion touchée par le nitrate d'argent, car il existe entre les actions des deux agents une grande analogie. Dans ce dernier cas, on trouve sous cette pellicule les bourgeons charnus plus vifs, plus soutenus qu'avant l'application de la monésine et mieux disposés pour le travail de la cicatrisation; il peut être nécessaire d'appliquer ainsi plusieurs fois la monésine, mais il ne faut pas en abuser, car on pourrait augmenter inutilement l'étendue des ulcérations qu'on veut guérir (1).

D'après ce qui a été dit précédemment on a vu que le monésia avait eu des effets avantageux dans presque tous les cas où il a été employé comme topique, et que, dans le cas où il a été administré par l'estomac, c'est surtout contre les maladies de l'appareil digestif qu'il a été efficace et principalement contre la diarrhée; n'est-il pas permis de supposer qu'alors encore le monésia agit par son applica-

---

(1) Nous devons dire que nous avons employé comparativement la saponine et la monésine, et nous avons trouvé une grande analogie entre les effets produits par ces deux substances; mais nos expériences n'ont point été assez répétées pour pouvoir dire si quelques différences, que nous avons observées, tiennent à la différence de ces principes ou si cela tenait aux individus. En général, nous avons cru remarquer que la fausse membrane produite par la monésine était plus épaisse, plus consistante.

tion directe, et n'est-ce pas en produisant sur les ulcérations intestinales un effet analogue à celui qu'il produit sur les ulcères de la peau, qu'il a fait cesser la diarrhée dans des cas où elle était manifestement entretenue par l'ulcération de la muqueuse digestive?

Enfin nous ferons remarquer que le monésia, semblable en cela à tous les médicaments actifs, a quelquefois augmenté les symptômes qu'on avait espéré faire cesser par son usage, des écoulements sont devenus plus abondants, etc ; quelquefois encore dans des cas qui semblaient identiques à ceux dans lesquels ce médicament avait réussi, il n'a produit aucun résultat. M. Monod a fait cette remarque importante, nous-même nous avons rencontré de ces cas, mais nous devons dire qu'ils sont beaucoup moins nombreux que ceux dans lesquels le monésia a eu une action évidemment favorable.

§ VI.

Mode d'administration.

Jusqu'à présent l'extrait de monésia et la monésine ont été seuls employés. Nous n'avons point expérimenté l'infusum, le decoctum, le vin préparé, etc.

L'extrait de monésia se donne à l'intérieur à la dose de huit à douze décigrammes, soit en teinture (seize à vingt-quatre grammes), soit en sirop (cent à cent vingt-cinq grammes), soit en pilules et plus ordinairement sous cette dernière forme (les pilules préparées à l'avance contiennent 1 décigramme d'extrait pur).

Dans les cas peu graves, diarrhée, métrorrhagie modérée, etc., ces doses suffisent; mais dans la dysenterie, les arrhées opiniâtres entretenues par des ulcérations intestinales, la métrorrhagie abondante, il est souvent nécessaire de donner jusqu'à deux grammes par jour.

Nous avons plusieurs fois, dans ces cas, prescrit toutes les heures, pendant douze ou quinze jours, deux pilules chaque fois de un décigramme chacune; enfin, dans des maladies constitutionnelles comme le scorbut, les scrofules, il faut continuer long-temps l'usage du médicament, donner au moins deux grammes (1/2 gros) par jour et augmenter les doses de temps en temps, jusqu'à quatre à cinq grammes par jour.

En général on doit prescrire le monésia à l'intérieur dans les bronchites, les hémoptysies, les vomissements, les diarrhées, les métrorrhagies, les scrofules, le scorbut; on peut joindre des injections dans la métrorrhagie, des lavements avec la teinture dans la diarrhée, etc.

Au contraire, dans la leucorrhée, la blennorrhée, le meilleur mode d'administration est d'employer les injections, mais on peut dans quelques cas y joindre avec avantage l'usage intérieur.

Dans le cas où on aurait recours à la teinture à l'intérieur, on devra tenir compte de la très-petite quantité d'alcool qu'elle contient (le 1/5 de son poids); on la donne dans un peu d'eau sucrée ou de tisane amère; quant au sirop, par la facilité de son administration, il est surtout préférable pour les enfants ou pour les personnes qui, en faisant un usage habituel, en prennent des doses peu considérables qu'elles varient souvent. Nous avons dit qu'il avait été quelquefois utile d'associer l'opium au monésia. Dans quelques cas de bronchites nous nous sommes bien trouvés d'ajouter une certaine quantité d'extrait de pavot blanc dans ce sirop (huit décigrammes pour cinq cents grammes). Pour l'usage externe, les injections, les lotions, on coupe la teinture avec six à douze fois son poids d'eau, quelquefois on peut l'employer moins étendue (imbibitions, gargarismes). Dans quelques cas de diarrhées colliquatives rebelles, on se trouve très-bien de donner des quarts de lavements avec dix à trente grammes de teinture.

L'extrait à l'extérieur s'emploie en pommade avec laquelle on enduit à l'ordinaire les plumasseaux, les mèches de charpie, etc. Si les ulcères tardent à s'améliorer, on saupoudre leur surface avec l'extrait pulvérisé avant d'appliquer la pommade ; si l'ulcération est plus rebelle ou qu'elle soit très limitée, comme pour les fissures à l'anus, les gerçures du sein, etc., il faut la recouvrir d'une couche d'extrait assez épaisse pour absorber toute l'humidité, dessécher complètement sa surface et appliquer ensuite les pièces de pansement.

La monésine n'a encore été employée qu'une seule fois à l'intérieur ; M. Martin Saint-Ange en a donné trois grains (quinze centigram.) pour une perte utérine rebelle qui a cessé promptement.

Quant à l'emploi topique sur des ulcérations de la peau ou de l'origine des muqueuses, il faut employer beaucoup moins de monésine que d'extrait sec ; il est même assez difficile de répartir uniformément cette matière parce qu'elle forme des grumeaux. En général, on peut dire que la surface de la plaie ne doit pas en être complètement couverte ; nous avons précédemment fait la recommandation de ne pas multiplier cette application au delà de ce qui est nécessaire.

§ VII.

Les divers écrits qui ont été publiés sur le monésia sont les suivants :

1° Mémoire manuscrit qui est entre les mains des commissaires nommés par l'Académie de médecine, par M. Martin Saint-Ange;

2° Tableau synoptique qui présente un essai analytique et un certain nombre d'observations. In-folio, par le même;

3° Notice sur le monésia, publiée, en 1839, par M. Bernard Derosne. In-8°, 16 pages;

4° Nouvelles observations pratiques sur l'emploi du monésia en médecine, par G.-J. Martin Saint-Ange. In-8°, 16 pages;

5° Recherches chimiques (par M. Heydenreich) et cliniques, sur un nouveau médicament appelé monésia, par M. Forget. Bulletin de Thérapeutique. Tome 16, 1839, p. 199;

6° De l'emploi du monésia en médecine, par G.-J. Martin Saint-Ange. Gazette médicale, 1839, 19 octobre. (Cet article a été traduit dans l'Examinateur médical de Philadelphie; mars 1840);

7° Note sur quelques médicaments brésiliens (un article est consacré au monésia), par M. Guibourt. Journal de pharmacie, novembre 1839;

8° Buchez. Du monésia et du bon effet de son administration dans les affections scrophuleuses. Journal des connaissances médico-chirurgicales, avril 1840;

9° J.-F. Payen. Quelques faits relatifs à l'emploi du monésia à l'extérieur (Gazette médicale, janvier 1840).—

Observations sur une déchirure de la cloison recto-vaginale et sur des fissures à l'anus, traitées avec succès par l'extrait de monésia (*ead.*, avril 1840).—Nouvelle observation sur une guérison de fissures à l'anus par le monésia (*ead.*, août 1840.)

Ces observations ont été analysées dans la Revue médicale, dans l'Expérience (septembre 1840), et dans l'Écho de la littérature médicale française; elles ont été citées par le professeur Trousseau dans le mémoire qu'il a publié sur la guérison des fissures à l'anus par la ratanhia. (Journal des connaissances médico-chirurgicales, août 1840.)

10° Remarks on the monesia, by Joseph G. Nancrède. M. D. (The medical Examiner Philadelphia, april. 1840);

11° Le journal médical anglais *The Lancet*, juillet 1840, a donné un article sur le monésia;

12° Instruction sur l'emploi du monésia, demi-feuille in-4°;

13° The Dublin, journal of medical science. Dublin, sept. 1840, n° 52, pages 127-131. Traduction presque littérale de la notice indiquée sous le n° 3;

14° Revue scientifique et industrielle. Paris, septembre 1840. Quelques mots sur le monésia et le buranhem à l'occasion de la ratanhia (ce court article renferme plusieurs inexactitudes);

15° Sur l'emploi du monésia, par M. Vée. Journal des connaissances médicales pratiques et de pharmacologie, octobre 1840;

16° Journal des connaissances médico-chirurgicales, novembre 1840. Huit observations recueillies par le docteur Adrien (de Crécy).

FIN.

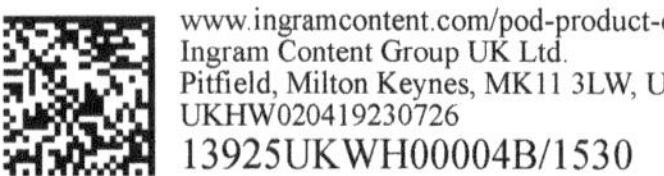

www.ingramcontent.com/pod-product-compliance
Ingram Content Group UK Ltd.
Pitfield, Milton Keynes, MK11 3LW, UK
UKHW020419230726
13925UKWH00004B/1530

9 782019 270681